BEI GRIN MACHT SICH IHR WISSEN BEZAHLT

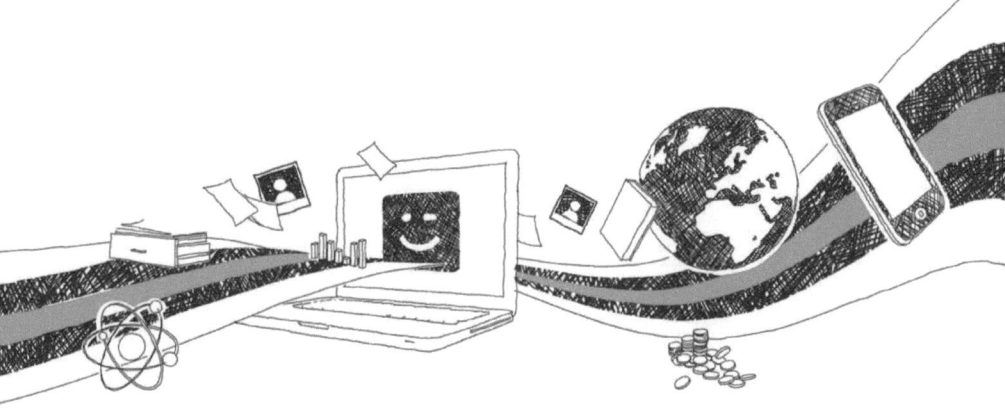

- Wir veröffentlichen Ihre Hausarbeit,
  Bachelor- und Masterarbeit

- Ihr eigenes eBook und Buch -
  weltweit in allen wichtigen Shops

- Verdienen Sie an jedem Verkauf

Jetzt bei www.GRIN.com hochladen und kostenlos publizieren

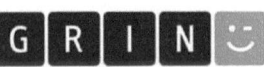

Samira Rubel

Körperbildveränderungen bei querschnittgelähmten Menschen

GRIN Verlag

Bibliografische Information der Deutschen Nationalbibliothek:

Die Deutsche Bibliothek verzeichnet diese Publikation in der Deutschen National-
bibliografie; detaillierte bibliografische Daten sind im Internet über http://dnb.d-
nb.de/ abrufbar.

Impressum:

Copyright © 2013 GRIN Verlag GmbH
Druck und Bindung: Books on Demand GmbH, Norderstedt Germany
ISBN: 978-3-656-71588-7

Dieses Buch bei GRIN:

http://www.grin.com/de/e-book/278812/koerperbildveraenderungen-bei-querschnitt-
gelaehmten-menschen

GRIN - Your knowledge has value

Der GRIN Verlag publiziert seit 1998 wissenschaftliche Arbeiten von Studenten, Hochschullehrern und anderen Akademikern als eBook und gedrucktes Buch. Die Verlagswebsite www.grin.com ist die ideale Plattform zur Veröffentlichung von Hausarbeiten, Abschlussarbeiten, wissenschaftlichen Aufsätzen, Dissertationen und Fachbüchern.

Besuchen Sie uns im Internet:

http://www.grin.com/

http://www.facebook.com/grincom

http://www.twitter.com/grin_com

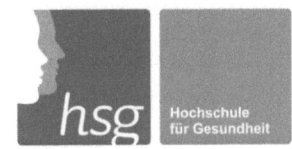

Hausarbeit

im Rahmen der Lehrveranstaltung

„Evidenzbasierte Praxis und Forschung"

Titel:

„Körperbildveränderungen bei

querschnittgelähmten Menschen"

Name: Rubel

Vorname: Samira

Inhaltsverzeichnis

Abstrakt

Hintergrund

In Deutschland leben schätzungsweise 100.000 Menschen mit einer Querschnittlähmung. Die Gründe hierfür sind sehr vielfältig und erstrecken sich von Unfällen bis hin zu Tumorerkrankungen. Eine Querschnittlähmung bedeutet für den Betroffenen einen großen Einschnitt in seinem alltäglichem Leben und geht mit zahlreichen Veränderungen und Umstellungen ein her.

Ziel

Um eine bestmögliche Versorgung zu gewährleisten muss zunächst der Einfluss der Erkrankung auf das Leben der Betroffenen verstanden werden. Es ist die Frage zu klären, welche Einschränkungen oder Veränderungen querschnittgelähmte Menschen erleben und was diese in der Konsequenz für die Pflege bedeuten.

Methode

Die Untersuchung erfolgt auf Basis einer umfassenden Literaturrecherche in den Datenbanken Pubmed, Carelit, Medpilot und Cinahl mit den Schlagwörtern spinal cord injury, body image, quality study. Es werden drei Studien vergleichend ausgewertet.

Ergebnisse

Querschnittgelähmte Menschen erleben vielfältige Einschränkungen und psychische Belastungen durch veränderte Körperfunktionen und veränderte Identitäten. Die Bewältigungsstrategien reichen von sich krank fühlen bis zur Umdeutung des Lebens und einer damit verbundenen neuen Lebensausrichtung.

Für die Pflege gilt es diesen Prozess zu erkennen und querschnittgelähmte Menschen empathisch zu begleiten und zu unterstützen.

Abstract english

Background

In Germany approxymately 100.000 people living with spinal cord injury. The reasons for this diverse a lot and extend from accidents to tumor diseases. Paraplegia means for the persons concerned a large incision in their everyday life and goes along with numerous changes and adjustments .

Aim

There is a need to understand the impact on life situation to assure a good treatment. The aim of this review is to answer the question, which disabilities or changes paraplegic people get to know and what they mean to nursery.

Method

The investigation is based on a comprehensive literature search of the databases PubMed, Carelit, MedPilot and CINAHL using the key words spinal cord injury, body image, quality study. There are three studies evaluated and analysed.

Results

People with a paraplegic experience a variety of restrictions and mental burdens by altered bodily functions and a changing identity. The coping strategies differs from feeling sick to the reinterpretation of life and related new lifestyle.
Important for the nursery is to identify the process and to accompany and support those people emphatically.

1 Einleitung

Der Eintritt einer Querschnittlähmung ist ein dramatisches Ereignis. Kommt es zum Beispiel durch einen Verkehrsunfall dazu, ist oft eine notfallmedizinische Behandlung am Unfallort notwendig. Der Betroffene wird ins Krankenhaus eingeliefert, wo die frakturierte oder luxierte Wirbelsäule zunächst chirurgisch stabilisiert und das Rückenmark entlastet wird. Darauf folgt eine oft Monate dauernde Rehabilitation in spezialisierten stationären Einrichtungen, bei denen es darum geht, vertraute Aktivitäten des täglichen Lebens, die plötzlich nicht mehr in gewohnter Weise durchgeführt werden können, neu zu erlernen. Dies ist ein sehr schwieriger und ungewohnter Prozess für jeden Menschen. Ist die Rehabilitation abgeschlossen, so muss der Betroffene den Alltag wieder aufnehmen und versuchen alle Veränderungen durch die Querschnittlähmung zu akzeptieren und zu integrieren.

Es stellt sich hierbei nun die Frage: *Was ist überhaupt eine Querschnittlähmung und welche Auswirkungen hat sie auf das Leben der Betroffenen?*

Bei einer Querschnittlähmung kommt es zur Unterbrechung (Läsion) der motorischen und sensiblen Bahnen im Rückenmark sowie zu einer Zerstörung von Nervenzellen am Ort der Verletzung und deren Umgebung (vgl. Haas, 2012, S. 27f). Dies äußert sich im Ausfall der Bewegungsfähigkeit der Muskulatur und der Sensibilität unterhalb der Verletzung und einer Störung des autonomen Nervensystems (vgl. Haas, 2012, S.28). Diese Symptome werden vom Patienten unmittelbar nach der Verletzung wahrgenommen. Der Patient merkt zum Beispiel, dass er seine Beine nicht mehr bewegen kann und damit seine sensiblen Funktionen gestört sind.

Querschnittlähmungen werden in zwei große Gruppen eingeteilt: die Paraplegien und die Tetraplegien.
Bei einer Paraplegie liegt die Schädigung des Rückenmarks auf Höhe des Brust- oder Lendenmarks, bei einer Tetraplegie auf Höhe des Halsmarks (vgl. Hass, 2012, S.28). Die Läsionshöhe wird aufgrund des untersten noch intakten neurologischen Segments bestimmt. Bei einer Paraplegie sind die unteren Extremitäten (beide Beine) und Teile des Rumpfes von der Lähmung betroffen. Bei einer Tetraplegie sind zusätzlich die oberen Extremitäten (beide Arme) betroffen. Mit steigender Höhe der Lähmung sind immer mehr Muskeln der Arme betroffen (vgl. Haas, 2012, S. 28ff).

Komplette oder inkomplette Lähmungen unterscheidet man heute nach den Kriterien der ASIA (American Spinal Injury Association) an der Sensibilität rund um den Darmausgang (perianale Sensibilität) (vgl. Haas, 2012, S.29).

Sind in den perianalen Segmenten S4 und S5 noch Berührungsempfindung oder

Schmerzempfindung vorhanden, und/oder besteht eine willkürliche Analkontraktion, bezeichnet man die Lähmung als inkomplett (vgl. Haas, 2012, S. 30). Besteht unterhalb des neurologischen Niveaus partielle Sensibilität oder Motorik, wird dies als Zone mit teilweise erhaltener Funktion (Präservation) bezeichnet (vgl. Haas, 2012, S.30f). Diese Restfunktionen können manchmal funktionell ausgenützt werden (z.B. für den Transfer vom Rollstuhl ins Bett usw.).

Eine Querschnittlähmung beeinträchtigt also die Motorik und Sensibilität der jeweils betroffenen Körperpartien wie auch die Funktion der inneren Organe (vgl. Haas, 2012, S.25). Das bedeutet, dass viele querschnittgelähmte Menschen nicht mehr stehen und laufen können, ihren Körper nicht mehr in gewohnter Art und Weise wahrnehmen können und nicht mehr in der Lage sind, die Urin- und Stuhlausscheidung zu kontrollieren (vgl. Haas, 2012, S.25). Bei querschnittgelähmten Menschen, bei denen die Verletzung im Halsbereich eintritt, sind auch die Arme und Hände betroffen. Die bedeutet, dass die Hände nur noch eingeschränkt oder überhaupt nicht mehr zum Greifen benutzt werden können. Was bedeutet das also demnach im Alltag? Hohe querschnittgelähmte Menschen sind also nicht mehr in der Lage sich selbst die Nase zu putzen, eine Tasse Kaffee oder Tee einzuschenken oder jemandem die Hand zu reichen (vgl. Haas, 2012, S.25). Sie benötigen in fast allen alltäglichen Dingen Hilfestellung.

2 Background

Mit Eintritt einer Querschnittlähmung erfährt der Betroffene zahlreiche Veränderungen an seinem Körper und wird besonders in der Frühphase der Erstrehabilitation unweigerlich mit diesen Veränderungen und den damit verbundenen Funktionsdefiziten konfrontiert. Einige Funktionen kommen, je nach Ausmaß der Rückenmarksschädigung, nach dem Abklingen des spinalen Schocks zurück. Andere lassen sich eventuell trainieren und benötigen mehr Zeit zur Rekonvaleszenz, andere sind jedoch für immer verloren (vgl. Haas, 2012, S.288).

Der Verlust der Kontrolle über den eigenen Körper ist für jeden Menschen eine sehr traumatische Erfahrung und hat sehr stark vom eigenen Köperbild und der Selbstwahrnehmung abhängende Auswirkungen. Es stellt sich hierbei nun die Frage: Wie stellt sich das individuelle Körperbild dar?

Das Körperbild umfasst die Art und Weise, in der sich ein Mensch selbst sieht und glaubt, von anderen gesehen zu werden (vgl. Haas, 2012, S. 287). Nach Smith (1984) hat jeder ein Bild von sich selbst, das von Geburt an vorhanden ist und sich im Laufe des Lebens weiterentwickelt. Dabei spielen Umweltfaktoren und gesellschaftliche Werte eine entscheidende Rolle (vgl. Taleporos &McCabe, 2002, S.971).

Price (1990) beschreibt in seinem „Body Image Model" drei gleichwertige Komponenten, die untereinander in Verbindung stehen und das Körperbild ausmachen:

- *body reality (Körperrealität)* ist der Anteil, der den menschlichen Körper objektiv mit seinen Fähigkeiten und Defiziten darstellt. Es ist sozusagen eine Bestandsaufnahme, die durch Alterungsprozesse oder Krankheiten beeinflusst werden kann. Die Körperwirklichkeit ist, abhängig von jedem einzelnen, mehr oder weniger weit vom Körperideal entfernt (vgl. Haas, 2012, S.287).

- *body ideal (Körperideal)* ist demgegenüber eine idealisierte Idee, ein Bild in der Vorstellung eines jeden Individuums, wie der Körper optimalerweise beschaffen sein sollte. Sowohl kulturelle als auch soziologische Einflüsse prägen das subjektive Idealbild mit Normen aus den Medien und der Gesellschaft (vgl. Haas, 2012, S.287).

- *body presentation (Körperpräsentation)* beschreibt Price als vermittelnde Komponente in der Diskrepanz zwischen body reality und body ideal. Es ist demnach die Präsentation des Körpers gemeint, die zumindest teilweise von jedem einzelnen beeinflusst werden kann (vgl. Haas, 2012, S.288).

3 Methodik

Um die Erlebenswelt der betroffenen Männer zu untersuchen, wurden Studien gesucht, die in der Tradition des von Blumer (1938) geprägten Begriffs des symbolischen Interaktionismus den subjektiven und individuellen Sinnzuschreibungen nachzugehen versuchen (vgl. Flick, 2010, S. 81ff). Blumer formuliert in diesem Zusammenhang folgende Prämissen:

> „Die erste Prämisse besagt, daß (sic) Menschen `Dingen" gegenüber auf der Grundlage von Bedeutungen handeln, die diese Dinge für die besitzen(...). Die zweite Prämisse besagt, daß (sic) die Bedeutung solcher Dinge aus der sozialen Interaktion, die man mit seinen Mitmenschen eingeht, abgeleitet ist oder aus ihr entsteht. Die dritte Prämisse besagt, daß (sic) diese Bedeutungen in einem interpretativen Prozeß (sic), den die Person in ihrer Auseinandersetzung mit den ihr begegnenden Dingen benutzt, gehandhabt und abgeändert werden" (Blumer, 1973, S. 81 zitiert nach Flick, 2010, S. 83).

Aus dieser Grundannahme resultiert die Konsequenz, dass zentraler Ansatzpunkt der Forschung die Erkenntnis darüber ist, welchen subjektiven Sinn Individuen ihren Handlungen und ihrer Umwelt beimessen und welche Bedeutung sie Gegenständen, Ereignissen oder Erfahrung zukommen lassen (vgl. Flick, 2010, S.82f).

3.1 Literaturrecherche

Das Review erfolgt nicht als systematisches Review sondern ist auf drei Studien beschränkt. Da sich das Thema der vorliegenden Hausarbeit mit dem Erleben der Krankheit beschäftigt, wurde auf qualitative Studien fokussiert. Es wurde in den Datenbanken MEDPILOT, PubMed, CINAHL und CARELIT eine Literaturrecherche zum Thema durchgeführt.

3.1.1 Suchstrategie

Die Schlagwörter, die bei der systematischen Suche ohne zeitliche Eingrenzung benutzt wurden, waren Kombinationen von: spinal cord injury, body image, quality of life, quality study. Lediglich Studien und Veröffentlichungen, die mit einem Abstract gelistet waren und zwei der Schlagwörter beinhalteten wurden in die Analyse mit aufgenommen. Für die Datenbank MEDPILOT ergaben sich 11 Treffer, für die Datenbank CINAHL drei Treffer. PubMed listet 68 Treffer. Für die deutschsprachige Literaturdatenbank CARELIT ergaben sich zunächst keine Treffer. Bei Ausweitung auf das alleinige Schlagwort Querschnittlähmung zeigten sich 58 Treffer, von denen drei Treffer qualitative Studien waren.

3.1.2 Beschreibung eingeschlossener Studien

Die Studien sollen sowohl einen Zeitraum kurz nach Diagnosestellung als auch eine Langzeitperspektive abdecken und unterschiedliche Therapiebehandlungen aufführen. Im Hintergrund steht dabei die Frage, ob sich bei unterschiedlicher Krankheitsdauer veränderte Sichtweisen ergeben. Auf Grundlage der oben dargestellten methodischen Überlegungen werden Studien gesucht, die als Datenerhebungsmethode ein Gespräch in Form von Leitfadeninterview oder Diskussion wählen. Dabei soll in der Einleitungsfrage dem Gesprächspartner größtmöglicher Spielraum hin zu einem narrativen Erzählen gegeben werden. Gewünscht ist dadurch ein erhöhter Grad an Authentizität.

Die Literaturauswertung umfasst drei Studien, die eine ausreichende methodische Güte aufweisen. Sie sichten zudem hinreichend die relevante Hintergrundliteratur und beschreiben eine Forschungslücke. Im Folgenden werden die Studien kurz vorgestellt:

Eine Studie befasst sich mit den Auswirkungen einer Querschnittlähmung auf das Körperbild und die damit verbundenen körperlichen Behinderungen (Georg Taleporos & Marita McCabe 2002).

Eine weitere Studie beschäftigt sich mit Interpretationen von Patientenerzählungen aus dem direkten Zeitraum der Erkenntnis querschnittgelähmt zu sein (Vibeke Lohne, 2008).

In der dritten Studie wurden querschnittgelähmte Frauen in Bezug auf ihr Körperbild und den damit verbundenen subjektiven Wahrnehmungen befragt (Chau et al., 2008).

3.2 Methodik der Studien

Alle drei Studien sind qualitative, Phänomen beschreibende Querschnittstudien, die sich mittels eines Interviews oder einer focus-group Diskussion an ihre Forschungsfrage annähern.

3.2.1 Studiendesign

Taleporos & McCabe (2002) lassen zum Themenbereich *Körperbild und körperliche Behinderung- persönlichen Perspektiven* narrative Interviews mit offenen Fragen führen. Forschungsziel ist dabei die Körperbild Belange von Menschen mit körperlichen Behinderungen zu untersuchen. Dazu sind inhaltlich folgende Haupteingangsfragen formuliert worden: Als erstes wurden die Teilnehmer gebeten über ihre Gefühle von ihrem Körper zu erzählen und zweitens wurden die Teilnehmer gebeten zu beschreiben, wie sie sich nun selbst sehen. D.h. , ob sie sich nun wohl in ihrem Körper fühlen oder ob Ihnen ihre Behinderung das Gefühl gibt unattraktiv und nicht begehrenswert zu sein. Es werden drei Männer und vier Frauen im Alter zwischen 22 und 50 Jahren befragt.

Die Studie von Lohne (2007) hat ein sowohl deskriptives als auch ein exploratives Design. Ziel ist es, zehn individuelle Patienten Erfahrungen in Verbindung mit ihrem akuten und unerwartetem Eintreten einer Querschnittlähmung zu analysieren und zu interpretieren. Ein phänomenologischer hermeneutische Ansatz, inspiriert durch Ricoeur, wurde verwendet, um den wichtigste Inhalt der Patientenerzählungen zu extrahieren. Diese Studie ist ein Teil einer größeren prospektiven Studie mit Fokussierung auf Patienten Erfahrungen während der ersten dreieinhalb Jahre nach der Verletzung. Die Erfahrungen der zehn Befragten wurden in persönlichen Gesprächen während der einzelnen Interviews beschrieben und aufgenommen. Die Studie fand freiwillig statt.

Chau et al. untersuchen den Themenbereich *Frauen mit einer Querschnittlähmung-Wahrnehmungen über ihre sich veränderten Körper.* Es handelt sich hierbei um eine sekundäre Analyse von Daten aus einer Hauptstudie mit dem Titel: „Getting on with Life: Meeting Costumers sozial adaptation needs" von Renwick & Yoshida (2004). In der Hauptstudie wurden 80 Probanden (65 Männer und 15 Frauen) mithilfe von narrativen Interviews mit teils offenen und teils geschlossen Fragen zu den Themen: Wie lebt man mit einem veränderten Körper? Welche Faktoren beeinflussen mein Körperbild? befragt. Chau et al. bedienen sich ausschließlich an den transkribierten Daten der 15 Frauen Interviews, welche zwischen 18 und 60 Jahren alt sind und sowohl Tetraplegiker als auch

Paraplegiker sind. Hierbei wird eine grounded theory Methode verwendet um die Daten zu konzipieren und induktiv einen Rahmen abzuleiten.

3.2.2 Datenerhebung

Bei der Datenerhebung sind deskriptive Klarheit und prozedurale Strenge wesentliche Qualitätskriterien. In allen Studien werden Annahmen der Forscher für den Leser sichtbar. Auch die Entscheidungsfindung, warum Interview bzw. Gruppendiskussion als Methode gewählt wird, ist in jedem Fall erläutert.

Bei qualitativer Forschung fungiert der Forscher quasi als Instrument. Er nutzt sich selbst als ein primäres Instrument der Datenerhebung und durch seine kommunikativen Kompetenzen sind Ergebnisse beeinflussbar. Daher sollten seine Referenzen und früheren Erfahrungen mit Beobachtung, Interview und Kommunikation angegeben sein. Die Rolle(n) des Forschers, der Grad seiner Beteiligung und seine Beziehungen zu den Teilnehmern oder Interessenskollisionen sollten ebenfalls beschrieben sein, denn sie könnten die Ergebnisse beeinflussen. Die Rolle des Forschers bei Durchführung einer Gruppendiskussion wird lediglich bei Taleporos & McCabe thematisiert. Der Forscher ist demnach besonders bei sensiblen Themen dafür verantwortlich, ob die Gruppe nur eine eingeschränkte Sichtweise oder einen Überblick wiedergibt. Die Tiefe des Interviews begrenzt sich durch die Gruppe selber. Inwieweit sich zurückhaltende Teilnehmer ebenfalls beteiligen, hängt von der Qualität des Moderators ab (vgl. Kean, 2000, S. 150).

Die Strategien zur Datenerhebung sind in den Studien unterschiedlich stringent. Die Methode der Datenerhebung und die Anzahl der Teilnehmer werden in jeder Studie aufgeführt. Auch wird in jedem Fall das Gespräch aufgezeichnet und anschließend transkribiert.

3.2.3 Datenanalyse

Der Erkenntnisgewinn darf nicht in einer Forscher-eigenen Interpretation und Subjektivität erfolgen. Er erfordert eher eine interpretative Methode, die das Datenmaterial mittels klarer Interpretationsregeln systematisch und intersubjektiv überprüfbar, analysiert. Reflektion und Einbezug eines weiteren Forschers sind Möglichkeiten die Reliabilität und Validität einer Untersuchung zu erhöhen (vgl. Kean, 2000, S. 132).

Sämtliche Studien geben an, eine qualitative Inhaltsanalyse zur Datenauswertung zu nutzen, wobei die dazu verwendeten Schritte unterschiedlich sind. Zwei Studien verwenden spezifische Analysemethoden, die auch erläutert werden. Lohne arbeitete nach dem hermeneutischen Prinzip nach Ricoeur.

Alle Studien führen hinreichend die Einzelschritte ihrer Analyse aus. Sich herauskristallisierende Themenbereiche und daraus resultierende Kategorien werden vorgestellt. Alle Forscher erhöhen die Reliabilität durch Einsatz von zwei Forschern, die getrennt analysieren und unterschiedliche Auslegung diskutieren.

Keine Studie gibt zur Überprüfung einen Kodierleitfaden oder einen Entscheidungs-Überprüfungspfad (audit trail) bekannt, der genau nachvollzogen werden kann. Jedoch werden zu den einzelnen Themenbereichen oder Kategorien Zitate zugeordnet, so dass der Leser nachvollziehen kann, wie der Forscher Originaldaten interpretiert. Das Prinzip zur Entwicklung der Aussagen wird jeweils beschrieben.

3.2.4 Ethische Aspekte

Sämtliche Studien haben die Zustimmung einer Ethikkommission eingeholt. Dies wird in der Regel nur kurz erwähnt. Lediglich Chau et al. geben genau an, bei welcher Ethikkommission und in welchem Ort die Zustimmung eingeholt wurde. Chau et al. thematisieren den ethischen Aspekt explizit und weisen darauf hin, dass die Würde und das Wohlbefinden der Teilnehmer vor dem erwarteten Nutzen der Wissensmehrung Vorrang hat. Keine Studie beschreibt das Ethikverfahren ausführlich. Zur Frage der Vertraulichkeit von Daten werden in den Studien keine Aussagen gemacht.

3.3 Gütekriterien der Studien

Die klassischen Gütekriterien Objektivität, Reliabilität (Zuverlässigkeit) und Validität (Gültigkeit) müssen auch für die qualitativen Studien erfüllt sein, auch wenn oft an der Übertragbarkeit auf inhaltsanalytische Forschung Kritik geübt wird (vgl. Mayring, 2010, S.117). Die Begriffe Objektivität und Reliabilität werden daher eher als unterschiedliche Kriterien der Validität verstanden, die sicherstellen sollen, „dass die verbalen Daten wirklich das zum Ausdruck bringen, was sie zu sagen vorgeben bzw. was man erfassen wollte" (Brotz & Döring, 2006, S. 326).

Die Objektivität soll dazu führen, dass unterschiedliche Forscher bei der Untersuchung desselben Sachverhaltes unter Einsatz derselben Methoden zu vergleichbaren Ergebnissen gelangen können. Die ausgesuchten Studien scheinen die geforderten Kriterien zu erfüllen.

Reliabilität und Validität können bei allen Studien angenommen werden. Die Vertrauenswürdigkeit ist bei allen Studien gewährleistet. Es werden entweder methodische Triangulation (Interview + Diskussion) oder Triangulation durch verschiedene Forscher genutzt. Auch bei der Analyse bzw. in der Zusammenfassung der Ergebnisse werden in allen Studien verschiedene Theorien und Perspektiven betrachtet.

Trotz kleiner aufgeführter Schwächen ist die Studie von Chau et al. methodisch besonders positiv zu werten. Die zwei-Phasen Untersuchung wird penibel genau beschrieben. Auswahl, Teilnehmer, Ort, Themen, Rahmen der Untersuchung etc. werden exakt erläutert, so dass der Leser ein lebhaftes und vollständiges Bild des Forschungsprozesses erhält. Vor allem der flexible Prozessverlauf bis zur Datensättigung sticht heraus. Auch die übrigen Studien, wobei Taleporos & McCabe (2002) an zweiter Stelle stehen, sind trotz kleiner Schwächen von hoher methodischer Güte. Die Studie von Lohne wird als schwächste eingruppiert.

4 Ergebnisse

Mit Eintritt einer Querschnittlähmung erfährt der Betroffene zahlreichen Veränderungen an seinem Körper und wird besonders in der Frühphase der Erstrehabilitation unweigerlich mit diesen Veränderungen und den damit verbunden Funktionsverlusten konfrontiert. Der plötzliche Verlust der Kontrolle über den eigenen Körper oder dessen Funktionen ist eine traumatische und meist mit sehr negativen und auch traurigen Emotionen geprägte Erfahrung. Oftmals wird von den Betroffenen eine Bestandsaufnahme durchgeführt, was geht noch und was geht nicht mehr. Bei manchen querschnittgelähmten Menschen beschreibt Lohne (2009) ein unmittelbares Realisieren bereits zum Zeitpunkt des Unfalls. Die Befragten ihrer Studie erklärten, dass sie zum Teil noch vor Eintreffen der Rettungssanitäter wussten, dass sie die Kontrolle über ihre Beine verloren hatten.

Eine Rückenmarksschädigung und die daraus resultierende Querschnittlähmung hat des weiteren zur Folge, dass die Muskeln der betroffenen Körperpartien atrophieren. Dass bedeutet, dass aufgrund der fehlenden Aktivität dieser Körperteile die Muskelmasse abnimmt. So sind bei einer Paraplegie die unteren Extremitäten und bei einer hohen Paraplegie bzw. Tetraplegie auch die Bauch- und Rumpfmuskulatur betroffen. Eine querschnittgelähmte Frau wurde zum äußeren Erscheinungsbild ihres neuen Körpers befragt und fasste ihre Veränderungen wie folgt zusammen:

> „Your body changes in ways that you wish it wouldn´t. And it´s a big thing to try
> and deal with I think because I think that everyone naturally has insecurities
> about their body image in one way or another...with paraplegics for example,
> the get severe musle atrophy...so the whole shape oft their legs now change.
> Quadriplegics always get waht we call the „quad belly"... The first time I had to
> get dressed and go out, I was bawling the whole time. I look in the mirror...
> nothing sits right anymore. Like I had put on some of my old clothes and
> everything sort of like lumps and folds on you sitting down. And... it looked
> horrible. I didn´t want to go outside, you know, I didn´t want people to see me"
> (Chau et al. , 2008, S. 214).

Diese zwangsläufigen Veränderungen können von Betroffenen als unattraktiv empfunden werden und deren Körperbild negativ beeinflussen.

Im Folgenden werden einige Warnzeichen beschrieben, die auf eine Körperbildstörung hinweisen können.

4.1 Sich nicht anschauen und berühren wollen

Einer der eindeutigsten Hinweise auf eine Körperbildstörung liegt vor, wenn Betroffene sich nicht selbst betrachten oder berühren wollen. Das kann sich auch auf das Spiegelbild beziehen. Das Zitat einer Frau, welche schon seit 17 Jahren im Rollstuhl sitzt, zeigt auf, dass Zeit nicht alle Wunden heilt.

> „I still don´t enjoy lookin at myself in the mirror. Like I can look at, you know, from the chest up sort oft hing, but I still don´t like looking, you know, I`ll be going down a mall or something and I´ll see the reflection there, it´s not something that I, you know, it´s more of reality thing" (Chau et al., 2008, S.214).

Hierbei wird sehr deutlich, dass einige Betroffene ganz klar differenzieren können und eindeutig zwischen der betroffenen und der nicht-betroffenen Körperpartie unterscheiden. Ein nicht berühren wollen der gelähmten Körperpartien, könnte auftreten.

4.2 Soziale Isolation

Soziale Isolation kann auch ein Hinweis auf eine Körperbildstörung sein. Hat sozusagen z.B. eine querschnittgelähmte Person Probleme damit, ihren Körper anzunehmen oder sich im Rollstuhl in der Öffentlichkeit zu zeigen? Anne beschreibt ihr Leben als eine 21 jährige Frau mit einer Paraplegie wie folgt: „After my accident and being in a wheelchair, I didn´t wanna see anybody that I knew before my accident. I didn´t want them to see me in wheelchair and the looks and the stares and that" (Chau et al. , 2008, S.216). Desweiteren gibt sie an: „ After i was out of hospital, I wouldn´t go out oft he house unless I needed to. Unless, I hat to got to the therapy" (Chau et al., 2008. S.216).

4.3 Selbstvertrauen

Fehlendes Selbstvertrauen in Bezug auf den eigenen Körper oder dessen Ausstrahlung kommt nicht nur bei querschnittgelähmten Menschen vor (vgl. Haas, 2012, S.300). Es kann auch unabhängig von einer Körperbildstörung auftauchen. Unzufriedenheit mit dem eigenen Körper kann sich auch auf andere Bereiche es Lebens ausbreiten.

Ein querschnittgelähmter Mann, 48 Jahre alt, der seit fünf Jahren im Rollstuhl sitzt, beschreibt sein mangelndes Selbstvertrauen, wenn er neue Bekanntschaften macht, wie folgt:

> „...when I´m out i a group of people I´m very conscious of my differences, although I disguise it very well. I am very conscious that I´m i a wheelchair, and that my body is not the best (...) I´m different and I´m aware off my difference being what it is. And I see people who I find very attractive and I´m conscious that my chances of scoring with them are non-existent... I am conscious of my differences and I don´t have the confidence to go up to other people" (Taleporos & McCabe, 2002, S.978).

4.4 Rollstuhl

Abhängig von der Läsionshöhe, dem Ausmaß der Rückenmarksverletzung und dem daraus resultierenden Funktionsverlust sind querschnittgelähmte Menschen auf sehr viele unterschiedliche Hilfsmittel angewiesen. Der Rollstuhl ist hierbei als eines der wichtigsten Hilfsmittel zu benennen. Stellt man sich gedanklich einen Querschnittgelähmten vor, so assoziiert man einen Menschen im Rollstuhl. Der Rollstuhl erlaubt also querschnittgelähmten Menschen sich fortzubewegen und somit auch im weiteren Sinne am sozialen Leben teilzunehmen. Wanda, eine 50-jährige querschnittgelähmte Frau, die die Hälfte ihres Lebens im Rollstuhl verbracht hat, beschreibt ihre Wahrnehmungen im Rollstuhl wie folgt:

> „People staring at you all the time.. I don´t think that´s something I´ve ever gotten used to really, after 26, 27 years.. You know, people staring at you or people coming right up to you and saying, „What´s wrong with you?" (Chau et al., 2008, S.216).

Auch bei der Suche von Beziehungspartner gibt es negative Haltungen gegenüber weiblichen querschnittgelähmten Menschen.

> „...the stigma that a physical disability, by virtue of is visual impact, has on people that I might think of as potential partners.. My options are reduced because of how I´m initially perceived... and understood, just visually. So if you can´t get past the first visual thing, you´re eliminated from someone´s mind as a potential partner" (Chau et al., 2008, S.216).

Das Aussehen ihrer veränderten physischen Körper produziert demnach verletzende Reaktionen von Einzelpersonen in der Öffentlichkeit.

5 Diskussion und Ausblick

Sowohl Männer als auch Frauen beschreiben, dass ihr Leben mit einer Querschnittlähmung verschiedene Veränderungen erfährt. Dazu gehören körperliche Einschränkungen, speziell Harn- und Stuhlinkontinenz, veränderte Sexualität, Gefühle von Unsicherheit, aber auch Neubewertung des eigenen Lebens und Neuausrichtung. Obwohl die untersuchten Gruppen heterogen sind, unterschiedliches Alter und unterschiedliche Therapien aufweisen, sind ihre Erfahrungen dennoch sehr ähnlich. Im Zuge der Veränderungen versuchen die Betroffenen Normalität zu wahren und wieder Kontrolle über ihr Leben zu erhalten und die neue Lebenssituation in ein Gleichgewicht zu bekommen. Dies gelingt zum einen durch Anpassung von Handlungen an die Erfordernisse, zum Anderen durch Umdeutung und Reframing.

Die Entscheidung über Behandlung ist oft keine Entscheidung des Einzelnen, sondern die der Ärzte. In der ersten Rehabilitationsphase scheuen Querschnittgelähmte die Eigenverantwortung für die Behandlungsentscheidung und verlassen sich auf die Ärzte als Experten. Sie fühlen sich für eine Entscheidungsfindung nicht gut vorbereitet. Im Laufe der Erkrankung variiert der Informationsbedarf.

Angesichts der phasenweise vorhandenen körperlichen Beschwerden, der biografischen Ungewissheit und der häufig niederschmetternden Identitätsbrüche durch körperliche und emotionale Veränderungen, stellt, neben der diagnostischen Arbeit an sich, die „Identitätsarbeit" die wichtigste Arbeit dar, die von professionellen Helfern geleistet werden muss. Diese kann als „–sowohl auf den Körper als auch auf die Psyche bezogene-Beruhigungsarbeit" bezeichnet werden (Corbin, Strauss, 2010, S. 46).

Um seinen Krankheitsprozess zu bewältigen, muss der Kranke einen Teil seiner Vergangenheit loslassen und in die Zukunft sehen. Sobald die neue Zukunft angenommen wird, setzt das Akzeptieren ein. Akzeptanz ist gekoppelt an eine Hoffnung auf bessere, wenn auch veränderte Zukunft (Corbin, Strauss, 2010, S. 91f.) Wie die Studien herausarbeiten, sehen Querschnittgelähmte, die diesen Prozess bereits erfolgreich beschritten haben, ihre Welt mit anderen Augen. Sie nehmen bewusster wahr und werfen alten Ballast ab. Eng daran gekoppelt ist für Sie die Notwenigkeit, sich mit einem veränderten Körper vertraut zu machen und die eigene Identität neu zu definieren (Corbin, Strauss, 2010, S. 94f.). Wenn Handlungen nicht wie zuvor ausgeführt werden können, gehen bestimmte Aspekte der Identität verloren. Wie stark die Identität durch Verlust beschädigt ist, hängt davon ab, ob der Kranke neue Modalitäten finden kann, ob er sich mit dem Verlust abfindet und im Hinblick auf die Einschränkungen eine neue Selbstkonzeption aufbaut (vgl. Corbin, Strauss, 2010, S. 79). Dies wird in den Studien von den Betroffenen unterschiedlich erlebt.

Es gibt Menschen, die unter dem Verlust der körperlichen Kraft und der Sexualität stark leiden, es gibt aber auch jene, die sich als *verändert* bezeichnen und ihr Selbstwertgefühl aus ihrer neu erlebten Unabhängigkeit und aus neu aufgenommene Aktivitäten beziehen. Alle versuchen ein Gefühl von Kontrolle und Balance im Leben zu erreichen. Dem Leben wird, trotz Krankheit und damit verbundener Veränderung, Kontinuität und Sinn gegeben.

Die für den Ausrichtungsprozess und den Umgang mit der Krankheit notwendigen Ressourcen werden in den Studien nicht explizit herausgearbeitet. Corbin & Strauss beschreiben, dass es dazu interner und externen Ressourcen bedarf: „Zu diesen Ressourcen gehört gehören die Motivation zum Leben, die physische und psychische Kraft zu kämpfen, die Familie und Freunde, die finanzielle Sicherheit und das Wissen, wie man die modernste und kompetenteste Versorgung bekommt."

Kritisch anzumerken ist, dass sich die aus den Studien ergebenden Themen zwar die Erfahrung der Forschungsteilnehmer aufzeigen, aber sie können nicht das jeweils individuelle Erleben wiedergeben. Man kann das Erleben des einen querschnittgelähmten Menschen nicht auf die Erfahrung eines anderen übertragen; man kann lediglich die Bedeutung vermitteln. Die gelebte Erfahrung bleibt privat, lediglich die Bedeutung kann öffentlich werden. Insofern sollen die dargestellten Ergebnisse als eine Annäherung an das Erleben querschnittgelähmten Menschen verstanden werden.

6 Fazit

Das Bestreben aller querschnittgelähmten Menschen ist es, so schnell wie möglich wieder ein normales Leben zu führen. In diesem Wunsch können sie von professionellen Helfern, sowohl in der praktischen Tätigkeit als auch durch weitergehende Forschung in vielfältiger Weise unterstützt werden.

Literaturverzeichnis

Bortz, J. & Döring, N. (2006). Forschungsmethoden und Evaluation für Human und Sozialwissenschaftler. 4. überarb. Aufl. Heidelberg: Springer Verlag

Corbin, J. & Strauss, A. (2010). Weiterleben lernen. Verlauf und Bewältigung chronischer Krankheit. 3. Auflage. Bern: Huber Verlag

Chau, L. & Hegedus, L. & Praamsma, M. & Smith, K. & Tsukada, M. & Yoshida, K.& Renwick, R. (2008). Women living with spinal cord injury: perceptions about their changed bodies. *Qualitative health researche 18* (2): 209-221

Flick, U. (2010). Qualitative Sozialforschung. Eine Einführung. In: König, B. (Hrsg.). 3. vollst. überarb. u. erw. Aufl.; Reinbek bei Hamburg: Rowohlt

Haas, U. (2012). Pflege von Menschen mit einer Querschnittlähmung. Probleme, Bedürfnisse, Ressourcen und Interventionen. Bern: Verlag Hans Huber

Kean, S. (2000). Focus Group Interviews: Ein qualitativer Forschungsansatz in der Pflege. *Pflege* 2000; 13: 145 – 151.

Lohne, V. (2009). The incomprehensible injury- interpretations of patients´narratives concerning experiences with an acute and dramatic spinal cord injury. *Scandinavian journal of caring science* 23: 63-75.

Mayring, P. (2010). Qualitative Inhaltsanalyse. Grundlagen und Techniken. 11. aktualisierte u. überarbeitete Auflage. Weinheim: Beltz

Taleporos, G. & McCabe, M. (2002). Body image and physical disability- personal perspectives. *Social science & Medicine* 54: 971-980.